AF370097

LETTRE

DE
MONSIEUR LEPREUX
DOCTEUR-RÉGENT
DE LA
FACULTÉ DE MÉDECINE
EN L'UNIVERSITÉ DE PARIS.

A

MONSIEUR BOUVART

Docteur-Régent de la Faculté de Médecine de Paris, ancien Professeur au Collége Royal, Membre de l'Académie Royale des Sciences, Chevalier de l'Ordre de St. Michel &c. &c.

Si natura negat, facit indignatio versum. Juven. Sat. I.

M. DCC. LXX.

LETTRE

DE

MONSIEUR LEPREUX,

A

MONSIEUR BOUVART.

Vous aimez les historiettes, Monsieur, vous en placez à tout propos dans vos écrits ; vous n'avez pas même la force de nous faire grace de celles qu'on ne doit sçavoir que pour les oublier. Je ne vous servirai pas tout à fait selon votre gout ; mais je me fais un mérite de vous en apprendre une qui, vraie ou fausse, vaut la peine d'être retenue.

Le célebre Racine, dit-on, avait écrit deux *Lettres* contre *Port-Royal* ; il les fit voir à son ami Boileau, qui les ayant examinées,

lui fit entendre qu'elles étoient bonnes à sup-
primer, qu'elles pourroient faire honneur à son
esprit, mais point du tout à son cœur. On ajoute que Racine, malgré ce sage avis, fit impri-
mer ces *Lettres*, ce qui seroit, selon moi, une
tache à la réputation de ce grand homme.

Que n'étiez-vous, Monsieur, dans le cas
d'avoir un ami ! Avec un peu de justesse dans
l'esprit, il ne se fût pas tout à fait exprimé
comme Boileau, mais il vous eût dit : *Bou-
vart, condamne tes Lettres à l'oubli qui les
attend, elles ne feront honneur ni à ton cœur
ni à ton esprit.*

Comme la véracité, Monsieur, est dans les
ames courageuses un sentiment qui ne demande qu'à se mettre en liberté, vous ne serez
pas étonné que sans être l'organe de l'amitié,
je m'explique aussi hardiment qu'elle auroit pu
le faire ; je vais donc exposer les torts que vous
vous êtes faits, soit du côté du cœur, soit
du côté de l'esprit ; je me charge de les prou-
ver, ce sera là ma plus grande méchanceté.
Cette *premiere Lettre* sera consacrée toute en-
tiere à l'examen des procédés ; dans la *seconde*
qui suivra de près celle-ci, se trouvera la dis-

cussion de vos raisonnemens, & il ne sera pas difficile de démontrer qu'on ne peut que vous comparer à vous-même, soit dans la maniere dont vous vous conduisez, soit dans celle dont vous raisonnez.

Vous rendrai-je compte, Monsieur, du motif qui me fait paroître sur la scène? En effet, pourquoi interviens-je dans une querelle qui fixe l'attention du Public parce qu'elle se passe entre deux hommes célebres, faits pour frapper diversement ses régards? Ai-je voulu par un coup d'éclat, par une démarche hardie, peut-être courageuse, annoncer une existence presque ignorée? Il est si beau de se mesurer avec les grands hommes! La gloire d'essayer un combat contre eux, fait presque oublier qu'il y a des risques à courir. Monsieur, ce ne sont pas là les vues qui m'ont déterminé à sortir de l'ombre & du silence; ce n'est pas même un motif plus noble, plus légitime, celui de la reconnoissance.

Mr. Petit a des droits sur mon ame, il a été mon maître, & il est mon ami. Cependant ce n'est pas à l'amitié, à la reconnoissance que je fais vœu de sacrifier aujourd'hui;

mais feulement à l'amour de la vérité & de la décence, également bleſſées dans vos *Lettres.* Oui, Monſieur . toutes les fois qu'on aura reçu de la nature un eſprit droit, un cœur ſenſible, & qu'on verra la raiſon & l'honnêteté outragées; juſqu'à-ce qu'on ait vengé les droits de l'une & de 'autre, on ne ſera plus maître de ſoi, une certaine inquiétude brulante vous jettera hors de vous-même, on ſera fatigué du beſoin d'écrire, & il faudra que l'ame vertueuſe laiſſe échaper malgré elle le cri de l'indignation.

Sénéque dans ſon beau traité ſur la colére, dit, que c'eſt remédier preſque ſouverainement à cette paſſion, que de différer le moment de la vengeance, *maximum iræ remedium dilatio eſt.* Il en détaille les raiſons, qui ſeront ſenſibles pour tout autre que pour vous, *ut primus ejus fervor relangueſcat, & caligo quæ premit mentem, aut reſidat, aut minus denſa ſit.* Ce Philoſophe ne connoiſſoit pas apparemment, ou ne vouloit pas connoître pour l'honneur de l'humanité, ces ames privilégiées, faites pour ſavourer le poiſon de la haine, pendant des ſiecles entiers, ſi elles exiſtoient des ſiecles.

Il y a près de quatre ans, Monſieur, que vous

(9)

auriez dû répondre à Mr. Petit ; mais il vous
a fallu ce temps - là , pour préparer à loisir le
fiel que vous répandez à grands flots dans votre dernier ouvrage. Pauvre de raisons , vous
avez voulu vous dédommager d'ailleurs , & per-
sonne ne peut être auffi riche que vous du côté des injures , des invectives , des imputations
calomnieuses. Vous avez bien juftifié ce que
Sénéque ajoute , que la colére oublie fes propres
intérêts , que tonte occupée du foin de nuire ,
elle fe feroit à elle - même le plus grand mal ,
pour en faire le plus léger à autrui , femblable
à des ruines qui fe brifent fur ce qu'elles écra-
fent : *Dum alteri noceat , fui negligens , ruinis
fimillima , quæ fupra id quod oppreffere fran-
guntur.*

Comme il eft néceffaire de marcher devant
vous la preuve en main , j'entre dans le dé-
rail , & par l'expofition que je vais faire , on
verra quil n'y a dans vos injures , que baffeffe
d'une part , calomnie de l'autre. Une femme
de beaucoup d'efprit difoit de La Fontaine *qu'il
falloit lui pardonner de faire des fables* , qu'il
n'étoit pas en lui de n'en pas faire. Elle l'a-
pelloit affez plaifamment *fon fablier* , voulant

a 4

faire entendre que La Fontaine portoit des fables tout auffi naturellement qu'un cerifier porte
des cerifes. Dans ce fens ne pourroit-on pas,
Monfieur, vous pardonner de dire des *fottifes*? Le
Public qui connoît déjà fur ce point votre facilité & naturelle & acquife, ne manquera pas
de créer pour vous le nom qui convient.

J'examine vos *Lettres*, & partout j'y rencontre des métaphores qui fe reffemblent, &
qui annoncent aux perfonnes les moins préve-
nues, un deffein réfléchi de votre part. A tout
moment vous dites : Mr. Petit a *rogné l'etoffe*,
Mr. Petit *a fait des taches à l'étoffe*, Mr Petit,
à force de tirailler l'etoffe, la déchire, Mr. Petit *prend fes coudées franches & taille volon-
tiers en plein drap, cette inclination lui eft naturelle*, Mr. Petit *tient beaucoup aux façons*,
Mr. Petit *m'a malhabillé, je lui ferai payer ché-
rement la façon de mon habit*. Un grand Sei-
gneur dit à fon tailleur : *Mon cher Monfieur,
quand m'apporterez vous mon habit ?* &c. &c.

Il eft bon, Monfieur, pour vous couvrir de
confufion, d'apprendre au Public que vous avez
cru que c'étoit écrire avec force contre le fen-
timent des *Naiffances tardives*, que de vous

permettre de baſſes turlupinades ſur la naiſſance de Mr. Petit , naiſſance dont il n'a jamais
cru devoir rougir. J'ignore encor avec lui , ſi
l'on peut rougir d'avoir un pere de tel ou tel
état , quand il eſt honnête ; mais je ſçais qu'il
eſt des peres qui rougiroient d'avoir tel enfant.
Comme il pourroit, Monſieur, vous prendre envie
de me répondre dans quatre ou cinq ans , & qu'il
faut vous mettre à même de plaiſanter ſur mon
compte, d'une maniere auſſi fine que vous l'a-
vez fait ſur le compte de Mr. Petit , je me hâ-
te de vous apprendre que je ſuis le fils, d'un
marchand. Et je dirai comme Horace : S'il
m'étoit permis de refaire mes deſtinées & de
me placer où je voudrois , mais à une ſeule con-
dition , de changer ceux qui m'ont donné la
naiſſance, je ne ſerois ni Prince , ni Duc , je
ſerois encor le fils d'un marchand. Ou bien avec
Don Sanche d'Arragon.

    Je ſuis fils d'un pêcheur & non pas d'un
       infame.
    La baſſeſſe du ſang ne va pas juſqu'à l'ame,
    Et je renonce aux noms de Comte & de
       Marquis.
    Avec bien plus d'honneur qu'aux ſentiments
       de fils.

Ces sentiments vont paroître bien *roturiers* à un homme comme vous, encore tout ébloui de sa noblesse. Mais le malheur veut que Mr. Petit & moi tenions à ces affections douces que la nature a placées dans les ames honnêtes. Il est deux sortes de noblesse, Monsieur le Chevalier, une noblesse d'institution & une noblesse de mérite. Je voudrois avoir autant de droits que Mr. Petit sur cette seconde espéce de noblesse, car il est bien dans le cas qu'on lui applique ces deux vers du plus beau génie que nous ayons eu :

Il est de ces mortels favorisés des Cieux,
Qui sont tout par eux - même, & rien par leurs ayeux.

Si le mérite d'une naissance distinguée pouvoit jamais couvrir les défauts du cœur, s'il ne falloit que compter tant de degrés de noblesse, pour faire disparoître tant de degrés de bassesse dans l'ame, je connois tel homme, Monsieur, pour qui ce ne seroit pas assez de descendre du Roi Clovis.

A l'aspect de certains terreins, un homme un peu versé dans la connoissance des mines, déterminera avec assez de justesse, d'après cer-

raines apperçues, la nature & la qualité des ma-
tieres que la fouille du fol doit préfenter. Un
bon moralifte, d'après quelques qualités générales faifies dans un homme, devinera à peu
près tout l'intérieur de ce même homme. Ainfi
il aura vu par exemple, que les actions de cet
homme, portoient l'empreinte de la baffeffe la
mieux caractérifée, il fera d'après cela bien
fondé à conjecturer que la fauffeté, que la calomnie doivent fortir d'un fonds pareil, comme d'un terrein qui leur eft propre ; mais avec
ces confidérations générales je vais peut - être
m'éloigner de mon objet.

Raffurez vous, Monfieur, je ne vous perds pas
de vue. Vous ofez dire à Mr. Petit *qu'il doit li-
re, mais le matin, que fes raifonnemens font
de l'après midi, qu'il eft dans l'ordre moral qu'on
foit ou tempérant ou yvrogne, & qu'en difant
ce mot vous fçavez vous faire entendre de qui-
conque n'eft pas fourd.* Je ferois autorifé, Monfieur,
à vous demander dans quel état vous vous trou-
viez lorfque ce mot vous eft échapé ? Et alors
la différence qui fe trouveroit entre Mr. Petit
& vous, c'eft que vous auriez fait vos preuves & qu'il reftera toujours à Mr. Petit à faire

les siennes. Je vous donne en ce moment , Monsieur , le défi le plus solemnel ; parmi ceux de nos
confreres qui vous paroissent attachés , citez en
un seul qui puisse soutenir avoir vu Mr. Petit
dans un autre état qu'il ne convient à un homme sobre ?

Je me suis trouvé nombre de fois à table
avec Mr. Petit ; j'ai toujours apperçu en lui le
convive charmant , agréable , plein de saillies ;
mais toujours l'homme tempérant. J'ai consulté avec lui chez des malades au sortir de
très grands repas , & j'étois étonné de la mé-
tamorphose qui s'opéroit chez lui ; le convive
aimable avoit disparu , il ne restoit que le Médecin attentif , éclairé , judicieux , plein de saga-
cité pour saisir des choses qui vous échape-
roient à votre réveil ; j'ai vu Mr. Petit & un
très grand nombre de nos confreres , ses éle-
ves , l'ont vu avec moi faire des leçons l'après
midi , & si Mr. Petit ne nous avoit pas accou-
tumés à trouver chez lui , dans tous les momens
de la journée , une facilité & un agrément d'é-
locution qui enchantent , une précision d'idées ,
une étendue & une profondeur de connoissan-
ces qui étonnent , nous aurions imaginé qu'un

des momens où il falloit l'entendre étoit l'après
midi.

Mais Mr. Petit n'a pas besoin d'apologie &
j'ai honte de m'être arrêté sur cet article, que
je ne finirai cependant pas sans vous apprendre
que le sentiment d'indignation que vous avez
fait naître dans l'ame de nos confreres, a été
général. Ce sentiment est-il fait pour vous af-
fecter beaucoup? Je crois entendre en ce moment répéter à mes oreilles le mot affreux d'un
tyran, *oderint, oderint dum metuant.*

Franchement, Monsieur le Chevalier, quand je
vous observe dans le combat littéraire que vous
avez eu à soutenir contre Mr. Petit, je me re-
présente un des héros de l'Arioste, qui se bat
à toute outrance, sans s'appercevoir qu'il a eu
la tête emportée par un coup de sabre &
auquel l'auteur fait assez plaisamment retrouver
sa tête sur le champ de bataille.

L'Arioste étoit poëte, il avoit le droit d'i-
maginer. Que n'ai-je les mêmes ressources?
j'en ferois usage pour quelqu'un qui vous inté-
resse. En effet, Monsieur, avez-vous pu retrouver votre tête, & croire que le Public vous assu-
reroit gain de cause, si après plus de trois ans

que vous vous êtes accordés pour répondre à
Mr. Petit, vous ne paroissiez devant lui qu'ar-
mé d'injures & de calomnies, au lieu de raisons dont vous auriez dû songer à faire récol-
te ; *mais vous avez voulu*, dites vous, *repousser les injures de Mr. Petit.* Je vous le demande, est-il d'un homme bien né de repousser les
injures par les injures ? dans le cas où Mr. Petit auroit manqué aux égards qui vous sont dûs,
il étoit une maniere de se conduire bien noble,
glorieuse pour vous, humiliante pour votre adversaire ; il falloit vous imposer la loi de la mo-
dération, & ne vous occuper que d'une chose, de bien raisonner. Vous avez fait tout le
contraire, & les honnêtes gens ont dit, cet homme est aux abois ; dans ses invectives on ne voit
que la foiblesse de sa cause, & le désespoir d'un
amour propre confondu.

Comme vous venez de vous autoriser de l'e-
xemple de Mr. Petit, il faut se résoudre à faire justice de Mr. Petit, s'il est coupable. J'e-
xamine les pieces du procès & je les présente aux regards du Public. Vous êtes consulté,
Monsieur, sur une naissance tardive, & vous
donnez votre *Consultation* qui s'imprime. Mr.

Petit eſt conſulté quelque temps après vous ſur la même matiere, & il croit devoir embraſſer un ſentiment différent du vôtre. Dans un endroit de ſa *Conſultation* il dit, *que la plus grande & la plus ſaine partie des écrivains modernes a adopté le ſentiment des naiſſances tardives, enſorte qu'on a peine à concevoir comment des gens pleins de ſçavoir & de probité ont porté l'inattention dans une matiere auſſi grave, juſqu'à dire que ce ſentiment ne peut être attribué qu'à un petit nombre de médecins.*

Il ajoute : *ſi l'autorité de ces écrivains étoit moins reſpectable, nous nous diſpenſerions de relever une erreur qui ne leur eſt échappée que parce que diſtraits par les occupations les plus importantes & les plus multipliées, ils n'ont pu ſuivre tous ces détails avec toute l'exactitude dont ils ſont d'ailleurs très capables ; mais comme une pareille aſſertion venant de leur part pourroit faire la plus grande impreſſion ſur les eſprits prévenus à juſte titre en leur faveur, nous nous ſommes crus obligés de faire voir qu'ils ſe ſont trompés.*

Voilà, Monſieur, le morceau qui a produit chez vous une ſi furieuſe efferveſcence, & il eſt bon

de le faire remarquer, car on pourroit à peine
l'imaginer. Tout d'un coup vous vous êtes bat-
tu les flancs, & vous avez mis au jour une
espèce de *Philippique*, si cependant on peut
trouver de la force dans un écrit, où l'on est
perpétuellement à court de raisons. Quoi qu'il
en soit, cet écrit respire partout l'animosité
la plus décidée, & j'y verrois les sarcasmes les
plus sanglants, si par un petit défaut d'adres-
se, vous ne vous étiez arrangé de maniere à
les faire tourner à votre profit.

D'après une conduite pareille on n'a pas
sçu ce que vous vouliez dire dans votre dernier écrit, en reprochant à Mr. Petit d'avoir
été l'agresseur; il est clair que le premier acte
d'hostilité dans les formes vient de vous. Mr.
Petit dit dans sa *Consultation* que *des gens pleins
de probité & de sçavoir, qu'il ne nomme pas,
se sont trompés en n'attribuant qu'à un très petit nombre de Médecins le sentiment des naissances tardives.*

Mais qui est-ce qui vous forçoit de vous re-
connoitre là? Si Mr. Petit prouve très bien
que la plus grande & la plus saine partie des
écrivains modernes adopte le sentiment des *Naif-*

sances

fances tardives, est-il si coupable de dire que des gens pleins de *fçavoir & de probité*, *fe font trompés* en n'examinant pas cette affaire avec l'at-tention dont ils étoient capables ? Pouvoit-il re-lever une erreur avec plus de politeffe & de mé-nagement ? Il vous dit pofitivement que vous êtes dans le cas de faire autorité, & une au-torité très grave, & ce mot vous donne de l'humeur.

Calmez vous donc, Monfieur, il n'y a que la vérité qui offenfe ; Si l'on ne peut pas regarder Mr. Petit comme l'agreffeur d'après ce morceau inféré dans fa premiere *Confultation*, on feroit encore moins fondé à lui donner ce titre d'après la *Lettre* quil vous a écrite en réponfe à vo-tre fecond ouvrage : car quoique vous avanciez dans vos dernieres *Lettres* qu'à chaque moment Mr. Petit employe les mots *d'impoliteffe*, *d'hu-meur*, *de groffiereté*, *de tracafferies*, *de mé-pris des bienféances*, *d'indécence*, *d'injufti-ce*, *de malignité*, *de malhonnêteté*, *d'or-gueil*, *d'arrogance*, *d'abfurdité*, *de fauffeté*, *d'impofture*, fans examiner ici, fi toutes ces qualifications ne pourroient pas trouver leur excufe dans la juftesse de l'application, je n'ai qu'une chose à vous répondre ; c'est que Mr. Petit a pris chez vous la plupart de ses expressions. Le seul tort qu'il a eu, c'est qu'en prouvant qu'elles ne lui convenoient pas, il a fait sentir par là même qu'elles convenoient à un autre qu'à lui.

Mais pouvoit-il s'en dispenser sans compromettre l'intérêt de sa cause, ou celui de sa réputation ? Vous sentez si bien que vous êtes coupable sur cet article, que vous avouez dans votre dernier écrit que vous vous êtes cru dans *l'obligation indispensable de dévoiler les infidélités de Mr. Petit, de relever ses bévues, de faire connoître ses astuces, de repousser ses injures. Vous ajoutez que si quelquefois vous avez employé l'ironie, vous ne l'avez fait que dans les occasions où une réfutation sérieuse eût été de trop & eût pu donner du poids à des assertions hazardées de sa part.*

Eh bien, Monsieur, le privilege que vous vous êtes accordé est-il exclusif ? Mr. Petit s'est permis à son tour de dévoiler vos infidélités, de relever vos bévues, de faire connoître vos astuces, de repousser vos injures. Si quelquefois il a employé l'ironie, il ne l'a fait que

dans les occasions où une réfutation sérieuse eût
été de trop, & eût pu donner du poids à des
assertions hazardées de votre part. Vous dites,
Monsieur, dans votre écrit que vous êtes *deve-
nu stupide à force d'étonnement.* Seroit-ce d'a-
voir écrit comme vous l'avez fait, seroit-ce
de vous être conduit a l'égard de Mr. Petit
de maniere à lui assurer une victoire complette
& à vous donner à vous-même tous les torts
possibles?

Il faut aller avec vous toujours la preuve en
main. Mr. Petit quelques jours après l'impres-
sion de sa *Consultation* se rencontre avec vous
chez un malade ; vous lui demandez *s'il étoit
vrai qu'il éctivît contre vous* ; il vous répond
*qu'il n'a pu se dispenser d'écrire non contre vous,
mais contre ce que vous avez publié touchant
la prétendue illégitimité des Naissances tardives.
Et qu'en le faisant il s'étoit efforcé d'éviter tout
ce qui auroit pu vous choquer ; qu'il avoit même poussé l'attention jusqu'à ne vous point nommer dans le cours de son ouvrage ; qu'au reste
il avoit eu peu de tems pour le composer, qu'en
conséquence il n'avoit pu peser toutes ses expressions, comme il l'auroit souhaité & que si par*

hazard il s'en trouvoit quelqu'une qui ne vous
fût pas agréable, il vous prioit de l'indiquer,
que se proposant de faire réimprimer sa Consultation, il vous donneroit toute satisfaction dans
l'édition nouvelle.

Mr. Petit ajoute que *ce discours fut tenu devant*
Mr. Bourgarel. Comme ce procédé est honête,
j'y reconnois Mr. Petit ; vous avez bien senti,
Monsieur, qu'il falloit infirmer aux yeux du
Public l'avantage qu'une pareille conduite as-
suroit à votre adversaire. Pour y réussir, vous
commencez par dire que la *Consultation* de Mr.
Petit n'étoit pas encore imprimée. Surquoi,
Monsieur, fondez-vous ce que vous venez de
mettre en avant ? Apparremment sur le peu
d'égard qu'on vous connoît pour la vérité. Vous
vous écriez ensuite que *Mr. Petit a fait un beau*
Roman ; mais que ses fictions sont mal ourdies,
inconséquentes, que la vraisemblance n'y est nul-
lement observée qu'on peut le taxer de mensonge
d'après une lettre de Mr. Bourgarel même.

Je vous avoue, Monsieur, que je fus singu-
liérement étourdi, quand je vous vis annoncer
avec tant de confiance & un air si triomphant,
une preuve décidée de la mauvaise foi de Mr.

Petit : car je vous dirai franchement que j'ai une telle idée de son honêteté, que quand la preuve que vous promettiez auroit paru être donnée, elle n'eût fait aucune impreſſion ſur moi ; je n'y aurois vu qu'un petit miſtère d'iniquité, qu'il auroit fallu tâcher de déveloper. Mais c'eſt dans cette occaſion qu'on peut dire que *L'iniquité a menti contre elle-même.* En ef-fet je lis la Lettre de Mr. Bourgarel & voici ce que j'y trouve.

„ Monſieur, je me ſouviens très bien de „ m'être rencontré chez un malade avec vous „ & Mr. Petit, que vous lui demandates s'il étoit „ vrai qu'il écrivit contre vous ; il vous répon-„ dit que non ; qu'il combattroit votre opinion, „ mais le feroit de telle maniere que vous ne „ pourriez vous en plaindre ; voilà très exac-„ tement ce qui a été dit & pas plus. *Signé* „ Bourgarel. „

J'ai plus d'une réflexion à faire sur cette Lettre. D'abord, je ſçais bien bon gré à Mr. Bourgarel de s'être expliqué avec vous par la voie d'une Lettre ; dans les choſes graves un écrit vaut mieux que toutes les paroles ; les paroles s'altérent plus ou moins, même dans la bou-

che de ceux qui aiment le plus la vérité, &
par exemple, ne vous rappellez-vous pas, Monfieur, un certain propos que vous prêtates à
Mr. le Comte de Monboiffier dans l'affaire de
l'Inoculation, & fur lequel Mr. le Comte de
Monboiffier a pris la peine de vous donner le
démenti le plus formel & le plus décidé. L'é-
crit qui renferme ce démenti fut lu dans une
de nos affemblées, & dépofé entre les mains
de Mr. notre Doyen.

Mais je reviens à la Lettre de Mr. Bourgarel que je n'ai garde de perdre de vue; il
y a des gens qui ont prétendu qu'il falloir que
Mr. Bourgarel eût beaucoup d'honnêteté dans
l'ame & bien du nerf, pour vous avoir donné
une réponfe fi peu fatisfaifante que celle-là;
je vous le demande, Monfieur, où font les preuves de menfonge que vous deviez apporter ?
Mr. Bourgarel affure, comme vous voyez, dans
fa lettre que Mr. Petit vous a dit *que ce n'é-*
toit pas contre vous, mais contre votre opinion
qu'il écrivoit ; & qu'il le feroit de telle manie-
re que vous n'auriez pas à vous en plaindre.

Mr. Bourgarel n'ajoute pas à la vérité ce que
Mr. Petit met dans fon récit, *qu'il a pouffé*

le ménagement jufqu'à ne vous point nommer &c.
Cependant il eft de fait que Mr. Petit a ob-
fervé ce ménagement, pourquoi ne s'en feroit-
il pas fait un mérite devant vous en ce moment ? Mr. Bourgarel eft-il affez fûr de fa mémoire, pour fe rappeller exactement au bout
de quelques mois toutes les circonftances d'u-
ne converfation qui pour l'inftant paroiffoit affez indifférente ? mais aurefte l'effentiel eft que
Mr. Bourgarel fe rappelle, que Mr. Petit vous
a dit que *ce n'étoit pas contre vous , mais contre votre opinion qu'il écrivoit , & qu'il le feroit de telle maniere que vous n'auriez pas à
vous en plaindre ;* ce feul mot fonde vos torts
à l'égard de Mr. Petit , & vous condamne.

Ce qui m'étonne en ce moment, Monfieur
c'eft de voir un coupable qui s'étudie à cher-
cher de tous côtés des arrêts qui font contre
lui. Je vous ai vu une feule fois dans votre
ouvrage rendre hommage à la vérité , & c'eft
ici le moment de le faire remarquer. Vous
avez avoué en toute humilité qu'*en écrivant ,
vos yeux fe fermoient fouvent malgré vous &*
que par conféquent vous n'étiez plus à ce que
vous faifiez ; je fouhaite que cet aveu fait avec

tant de raison vous juſtifie pleinement aux yeux du Public.

C'eſt merveille, Monſieur, de voir comme en certains endroits de vos *Lettres* votre imagination s'allume, fait exploſion de tous côtés ; c'eſt un vrai volcan. Cependant vous l'avouerai - je ? vos emportemens dans le fond ne ſont que riſibles. Mr. Petit, dites vous, vous accuſe d'avoir proſtitué votre plume pour un vil intérêt, & là deſſus dans une tirade pleine de chaleur vous nous faites montre de votre réputation, apparemment pour nous faire baiſſer les yeux. Je veux pour un moment que Mr. Petit ait été injuſte. Dans ce cas là même étiez vous bien fondé à vous plaindre ? Il faut en tout de la mémoire ; Céſar, ſuivant la penſée délicate de Ciceron, n'oublioit que les injures. Vous êres un petit Céſar, Monſieur, car vous êtes le premier homme du monde pour oublier les injures, non pas à la vérité celles qu'on vous dir, mais bien celles que vous ſçavez dire.

Rappellez vous en effet certaine comparaiſon peu flateuſe que vous employates en parlant de Mr. Petit, la comparaiſon du mercenaire. Mr. Petit vous a répondu à ce sujet que s'il avoit été un mercenaire, c'étoit donc pour avoir sans aucun espoir de lucre payé à la vérité le tribut qu'il croyoit lui être dû ; qu'il remercieroit le ciel de lui offrir souvent des occasions d'être mercenaire à ce prix. Si M. Petit semble détourner à votre profit le soupçon d'avoir prostitué sa plume pour un vil intérêt, convenez donc que ce n'est qu'affaire de représailles.

Je n'ai garde de croire que dans le fond vous ayez mérité ce soupçon, vous vous justifiez sur ce point de la maniere la plus victorieuse. Vous vous présentez, (passez moi l'expression) la quittance à la main ; vous avouez d'abord que vous fûtes payé pour votre premiere *Consultation* ; vous nous rapportez ensuite une lettre où l'on vous dit que si on ne s'est pas encore acquitté avec vous, on tâchera de le faire avant peu, & d'une maniere proportionée & aux services que vous avez rendus, & à la reconnoissance qu'on en a. D'après cela il est bien clair qu'on n'a pas pu vous soupçonner le moindre motif d'intérêt ; vous avez été indignement accusé. Monsieur, marchez au Capitole.

D'après tout ce que je viens d'expofer jufqu'ici j: vous admire , Monfieur, quand vous faites les honneurs de votre réputation avec une
fanfaronade qui n'a pas d'exemple ; je connois
Monfieur, des poltrons qui fe battent au mieux
fur la définition du magnanime ; mais pourquoi
demander fans ceffe que l'on compare votre réputation à celle de Mr. Petit ? La réputation
de Mr. Petit eft celle d'un homme honnête qui
a des droits affurés fur l'eftime de fes confreres ; c'eft celle d'un médecin très fçavant,
aux lumieres duquel vous êtes forcé dans l'intérieur de rendre hommage ; c'eft celle d'un
académicien illuftre , qui a fait fes preuves
d'exiftence littéraire par plus d'un Mémoire ;
c'eft celle d'un homme aimable qui a autant
d'efprit que de fcience.

Mr. Petit a embraffé toutes les parties de
l'art de guérir , fon génie s'eft annoncé dans
les réformes avantageufes quil a faites à un grand
nombre dépérations de Chirurgie ; le mérite qu'il
a de bien obferver s'eft montré en Anatomie ;
fa fagacité a brillé dans les cas les plus diffi-
ciles de Médecine foumis à fa décifion ; le
talent qu'il a de fixer l'attention par l'agrément

du difcours & la clarté des idées, fe dévelo-
pe journellement dans les Cours qu'il fait. Un
autre point de vue fous lequel j'aime a confi-
derer Mr. Petit, & qui n'eſt pas moins flateur
pour lui, c'eſt qu'il aime à être utile, il communi-
que avec plaiſir ſes lumieres ; il eſt dans l'exercice
de ſa profeſſion ce quil doit être, généreux,
déſintéreſſé ; il n'a jamais pourſuivi en juſtice
le payement de ſes honnoraires, il laiſſe à ceux
qui veulent être ingrats le droit d'en uſer mal
avec lui ; dans les ſecours de ſon art qu'il ac-
corde indiſtinctement à tout le monde, il ſçait
oublier le rang de l'homme, pour ne ſe ſouve-
nir que de la qualité de malade qui a toujours
des droits ſur ſon humanité.

Il n'a jamais cru qu'un médecin honnête pût
ſe permettre d'accréditer de petits remédes qui
ne font du bien qu'à ceux qui les prônent ; il
n'a jamais ſongé à nuire à aucun de ſes confreres, il voit leur élevation ſans envie, il ne
s'offuſque pas de ce qui eſt grand, parce qu'il
eſt toujours de niveau avec ce qui eſt grand.
Voilà, Monſieur, les idées que vous avez ré-
veillées dans l'eſprit de tout le monde en parlant de la réputation de Mr. Petit. Comme

je n'aime pas le cliquetis des antithefes , vous fouffrirez que je fupprime le morceau qui doit être mis en oppofition.

Je me fuis affez étendu fur l'article des pro-cédés ; il eft tems de finir mon analyfe. Il faut imiter la prudence d'un Anatomifte qui fe croit averti par l'odeur , du danger qu'il y a de pouf-fer certaines diffections trop loin.

J'ai paru , Monfieur , exprimer en certains en-droits de ma *Lettre* l'indignation la plus vive ; comme ce fentiment continué longtems eft trop fatiguant , je vous prie d'être perfuadé que je ne fuis pas ennemi de moi-même au point de ne m'être pas arrangé pour un fen-timent bien moins pénible dans lequel je per-fifterai toute ma vie.